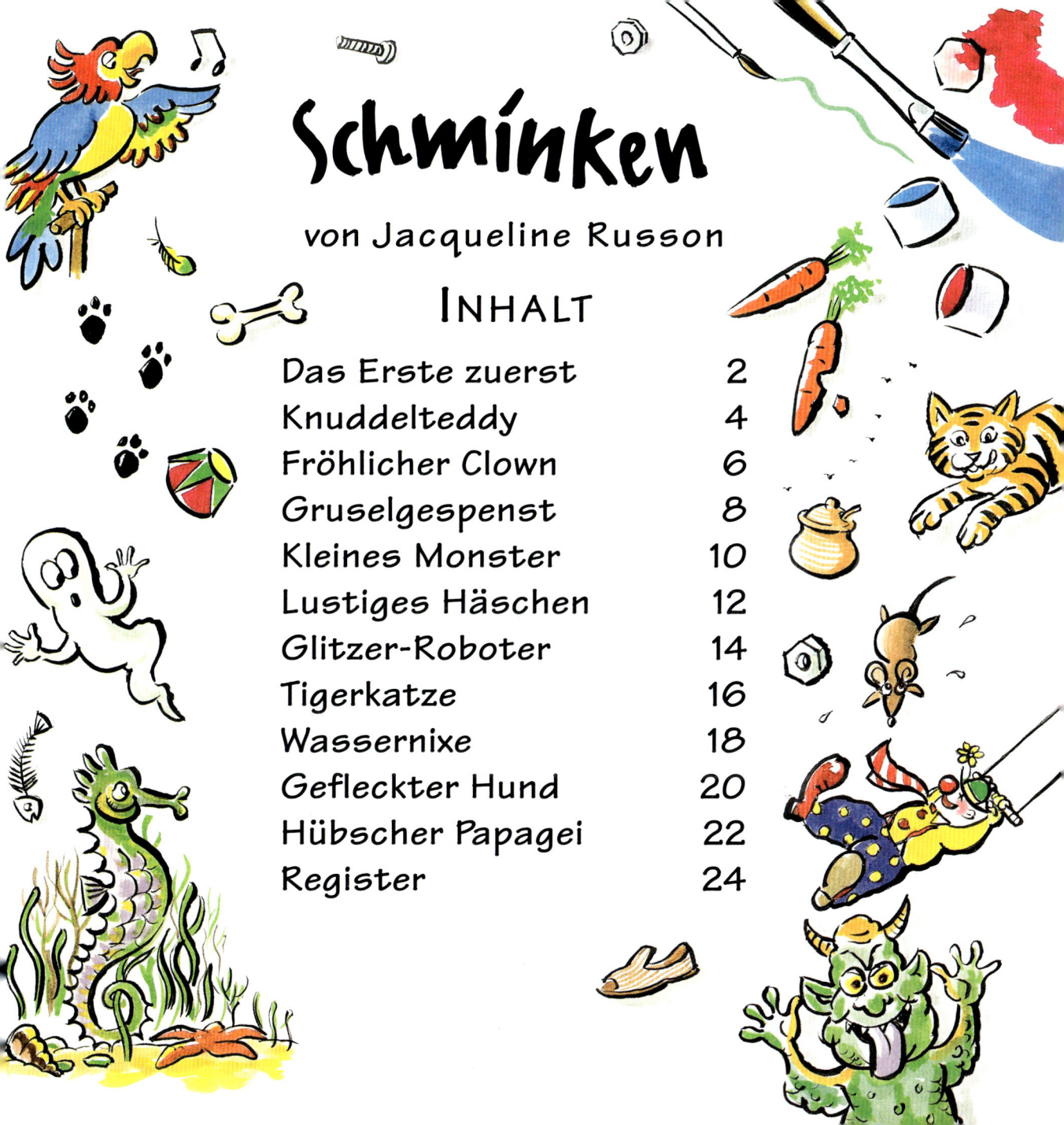

Schminken

von Jacqueline Russon

INHALT

Das Erste zuerst

Schminke dir doch für die nächste Party, einen Ausflug oder einfach als Überraschung einmal das Gesicht! Wenn du alle Gesichter im Buch ausprobiert hast, denke dir selbst welche aus.

Was du brauchst...

Kosmetiktücher für Pannen

feinen Pinsel für Details

mittleren Pinsel für Umrisse

dicken Pinsel zum Ausmalen

Wasserfarbkasten

oder einzelne Näpfe

Schüssel mit Wasser

Schminkschwämmchen oder Badeschwammstücke

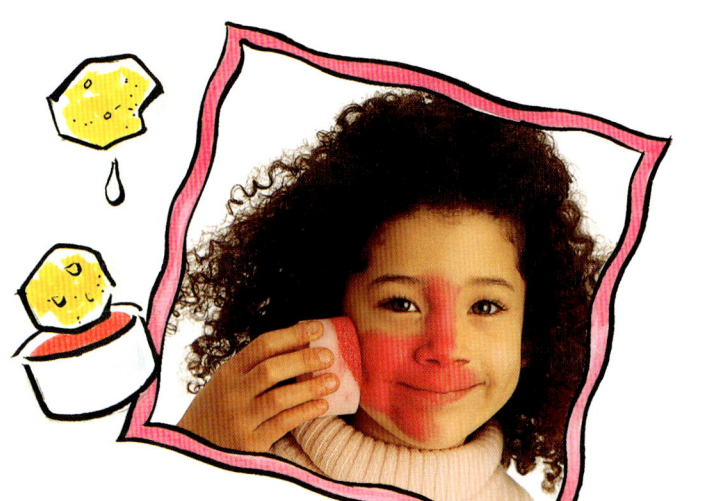

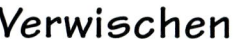

Grundieren

Feuchte den Schwamm an.
Drücke ihn gut aus. Tauche
ihn in Farbe. Streiche damit
über dein Gesicht, die Nase
zuerst, die Augen zuletzt.
Halte sie dabei geschlossen.

Anmalen

Feuchte den Pinsel an. Stecke
ihn in die Farbe. Achtung: ist
er zu naß, verläuft die Farbe.
Ist er zu trocken, spannt die
Haut hinterher.

Verwischen

Verwischen heißt, zwei Farben zu
vermischen. Trage erst eine Farbe
auf und laß sie trocknen. Mit einem
trockenen Schwamm reibst du
dann die zweite
Farbe auf.

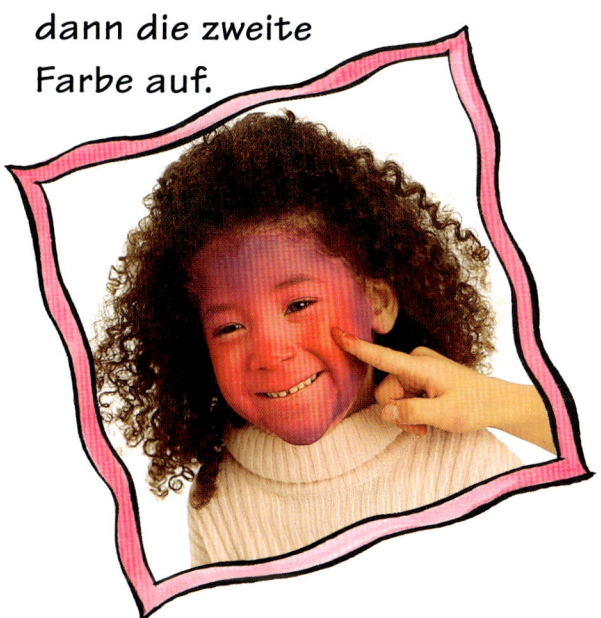

Knuddelteddy

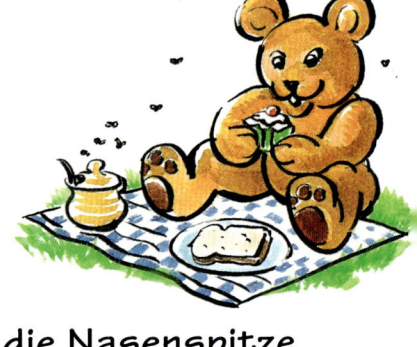

Warum nicht ein Teddypicknick machen?

1 Färbe dein Gesicht mit dem Schwamm gelb. Ringsum tönst du es rotbraun ab. Tupfe Rot auf die Backen.

2 Male die Nasenspitze und eine Schnauze mit Schwarz. Male Punkte als Bartstoppeln auf.

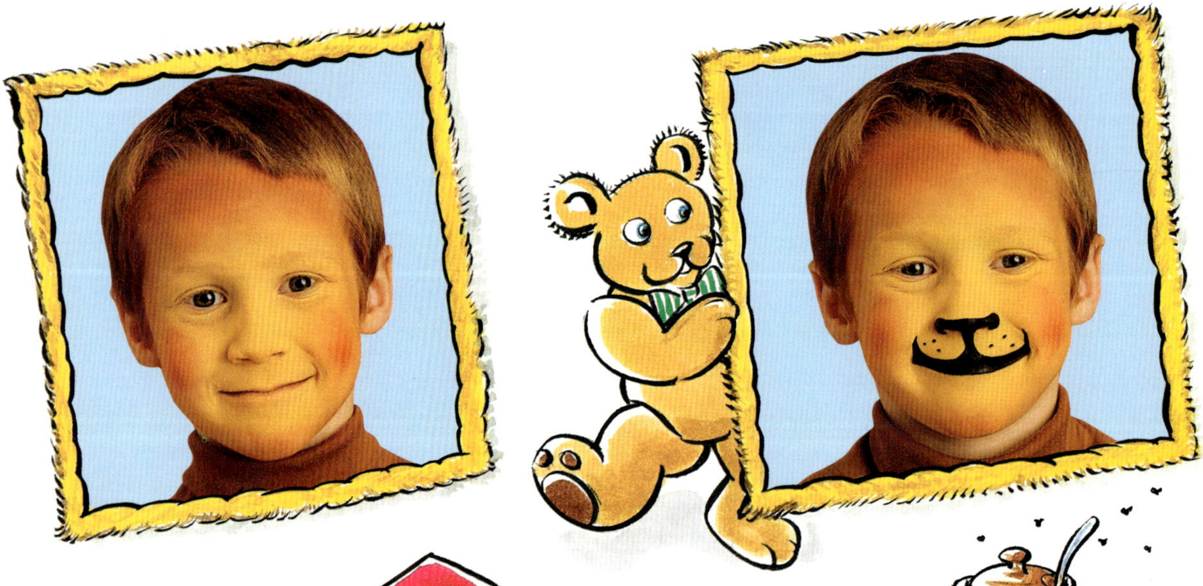

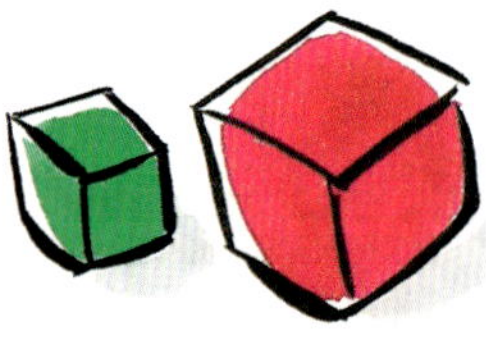

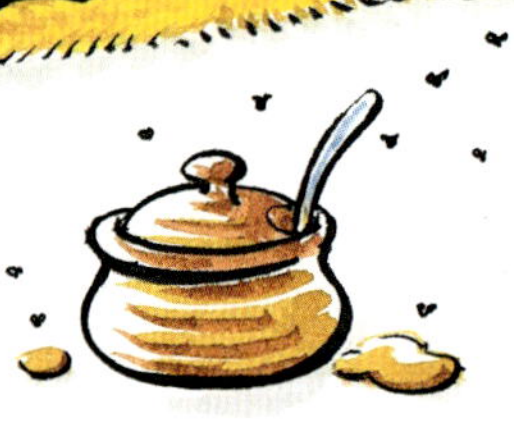

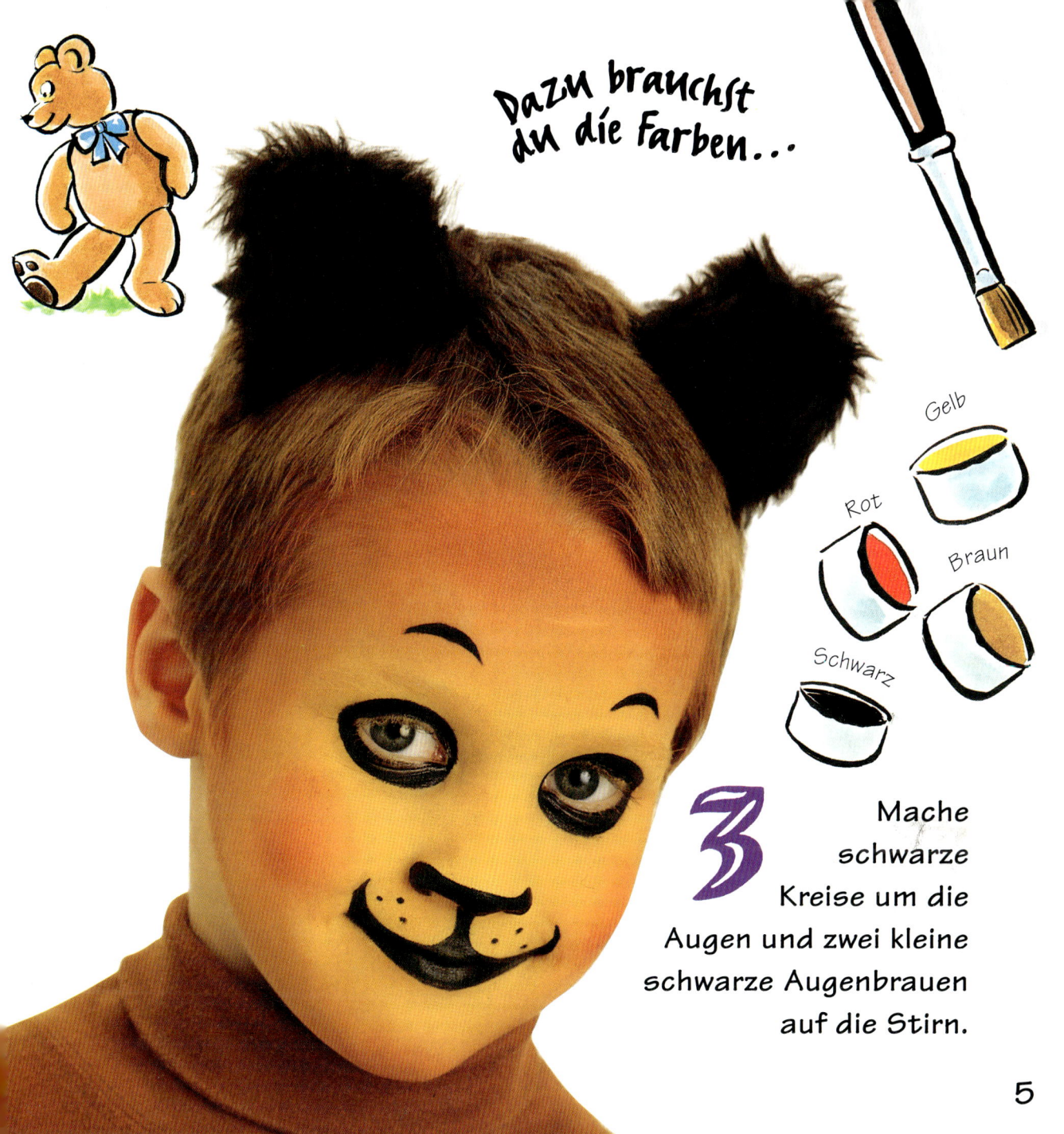

Dazu brauchst du die Farben...

Gelb

Rot

Braun

Schwarz

3 Mache schwarze Kreise um die Augen und zwei kleine schwarze Augenbrauen auf die Stirn.

5

Fröhlicher Clown

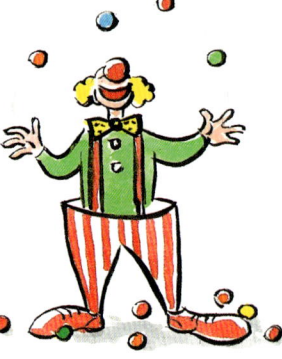

Er macht Purzelbäume und Kunststücke!

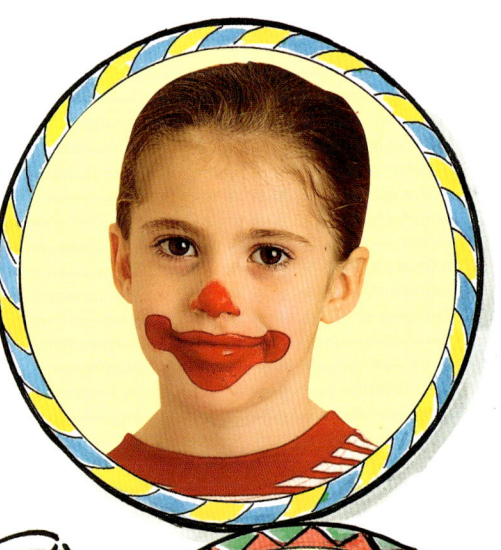

1 Male einen riesigen roten Lachmund. Tupfe Rot auf die Nase.

Dazu brauchst du die Farben...

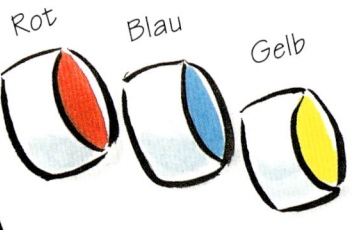

Rot Blau Gelb

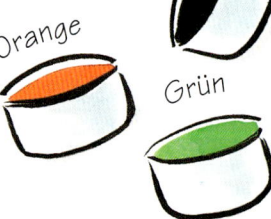

Orange Schwarz Grün

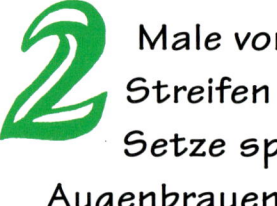

2 Male vorsichtig knallbunte Streifen über die Augen. Setze spitze schwarze Augenbrauen darüber.

6

3 Wische hellgrüne Flecken auf die Backen. Male bunte Punkte darüber.

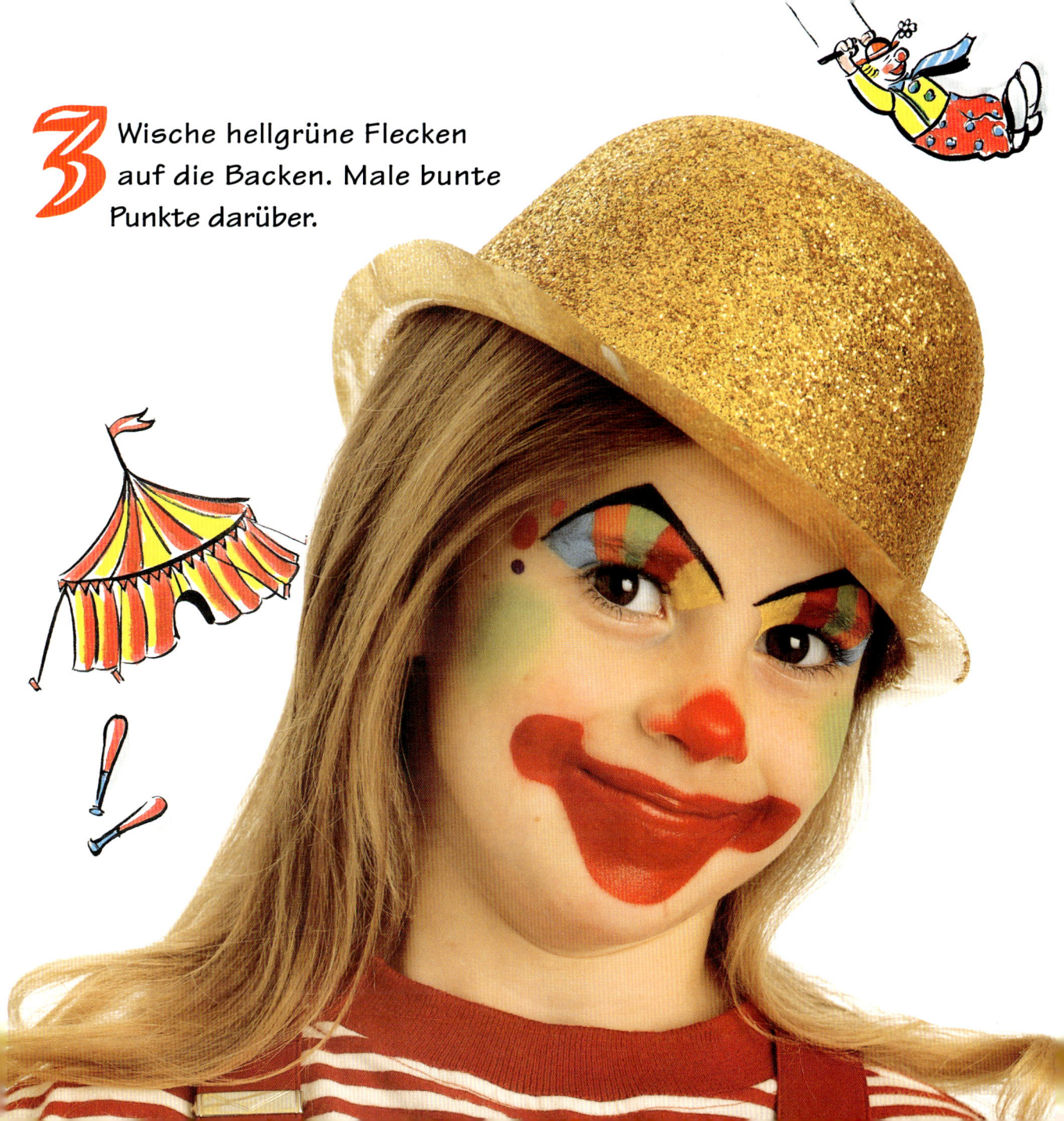

Gruselgespenst

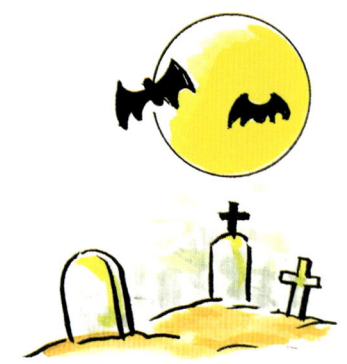

Etwas Gruseliges für den Karneval.

1 Male ein weißes Gespenst auf dein Gesicht.

2 Male dann große schwarze Flecken um jedes Auge und einen auf die Nase.

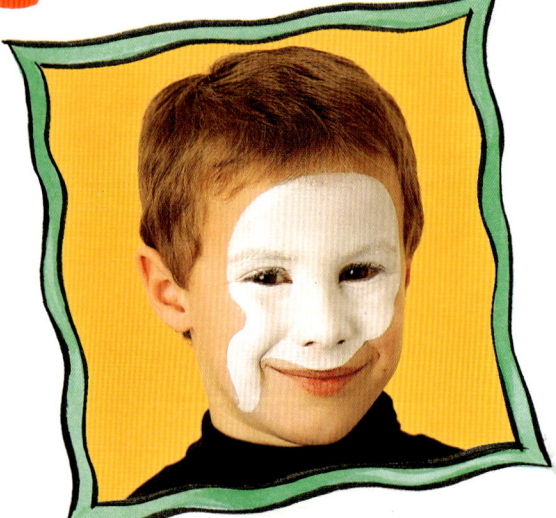

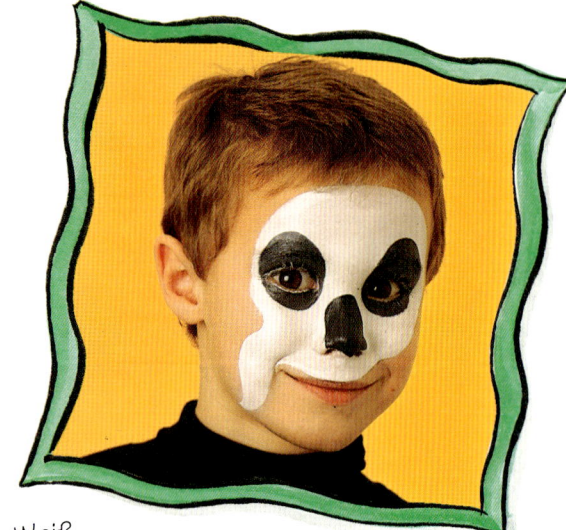

Dazu brauchst du die Farben...

Weiß

Schwarz

Grün

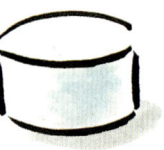

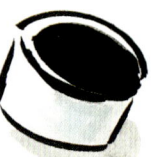

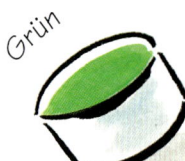

8

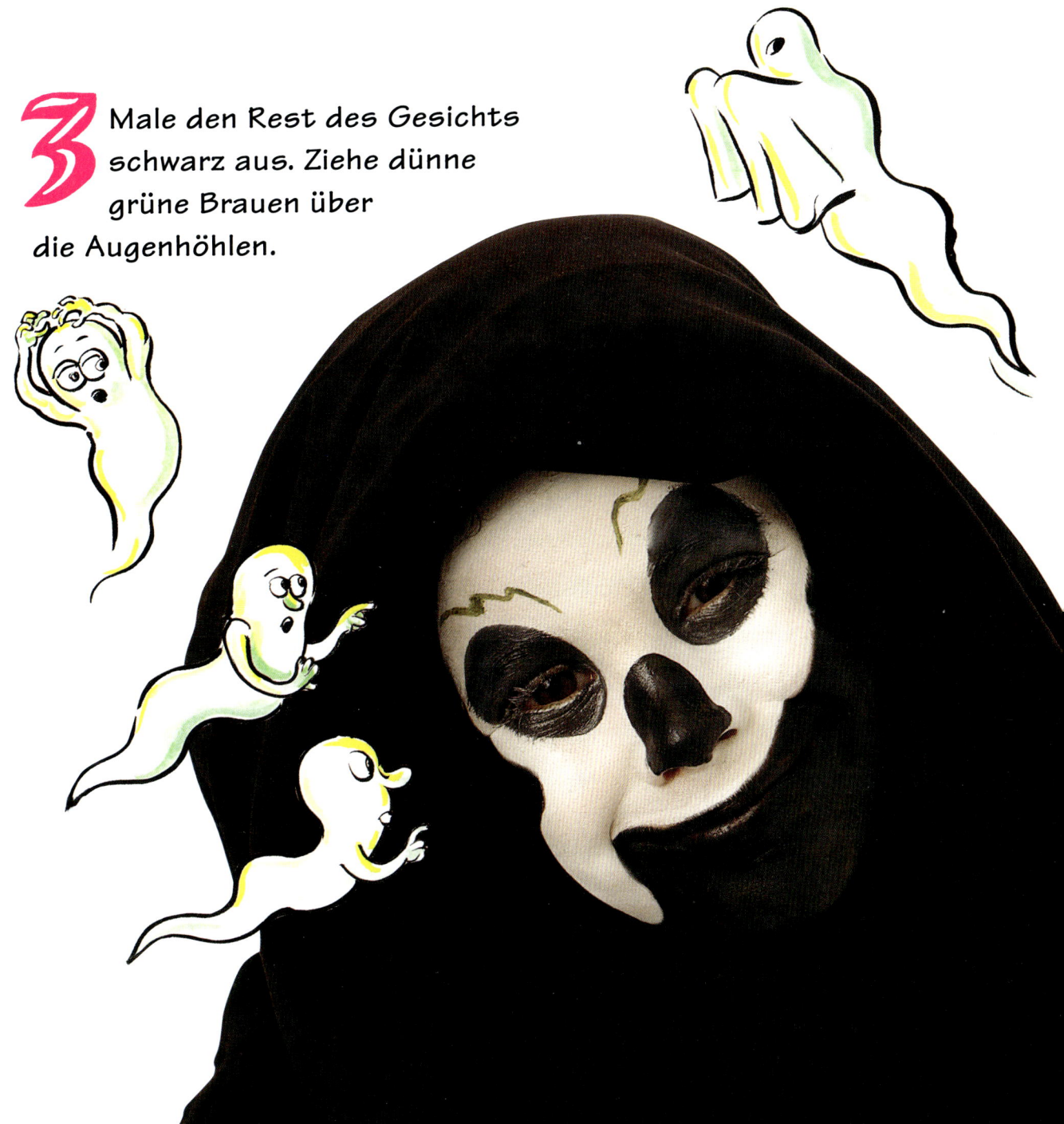

3 Male den Rest des Gesichts schwarz aus. Ziehe dünne grüne Brauen über die Augenhöhlen.

Kleines Monster

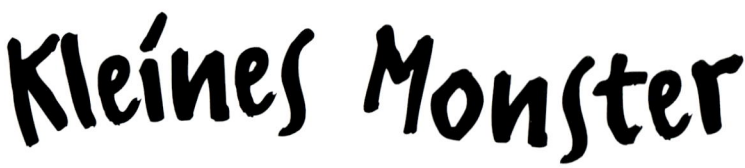

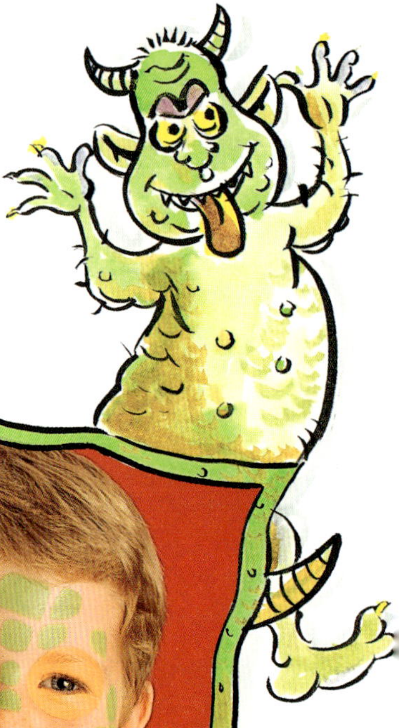

Erschrecke bloß die Nachbarn nicht!

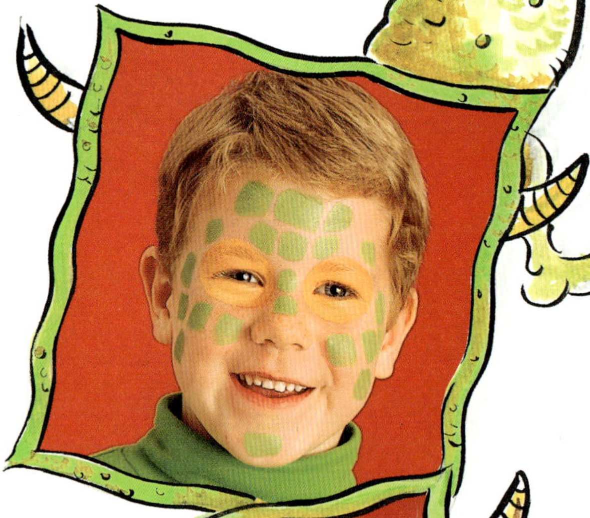

1 Male dir große gelbe Kreise um die Augen. Als nächstes malst du hellgrüne Schuppen auf Stirn, Nase, Backen und Kinn.

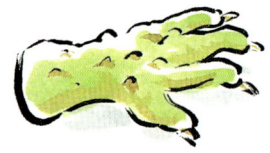

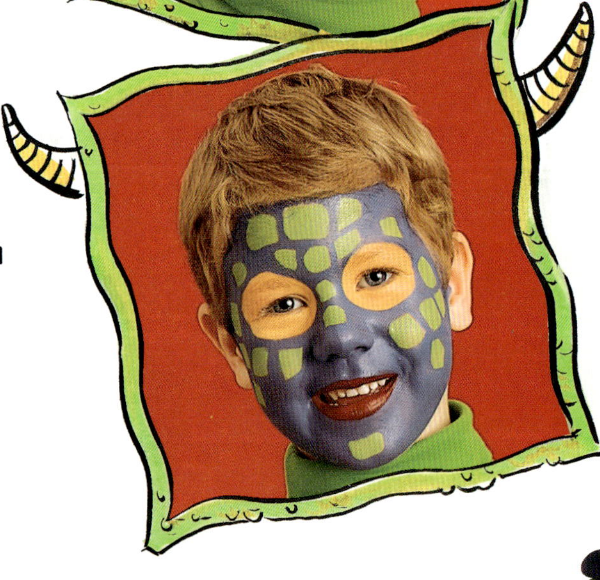

2 Male den Rest des Gesichts und die Ohren lila an. Färbe dir die Lippen dunkelrot.

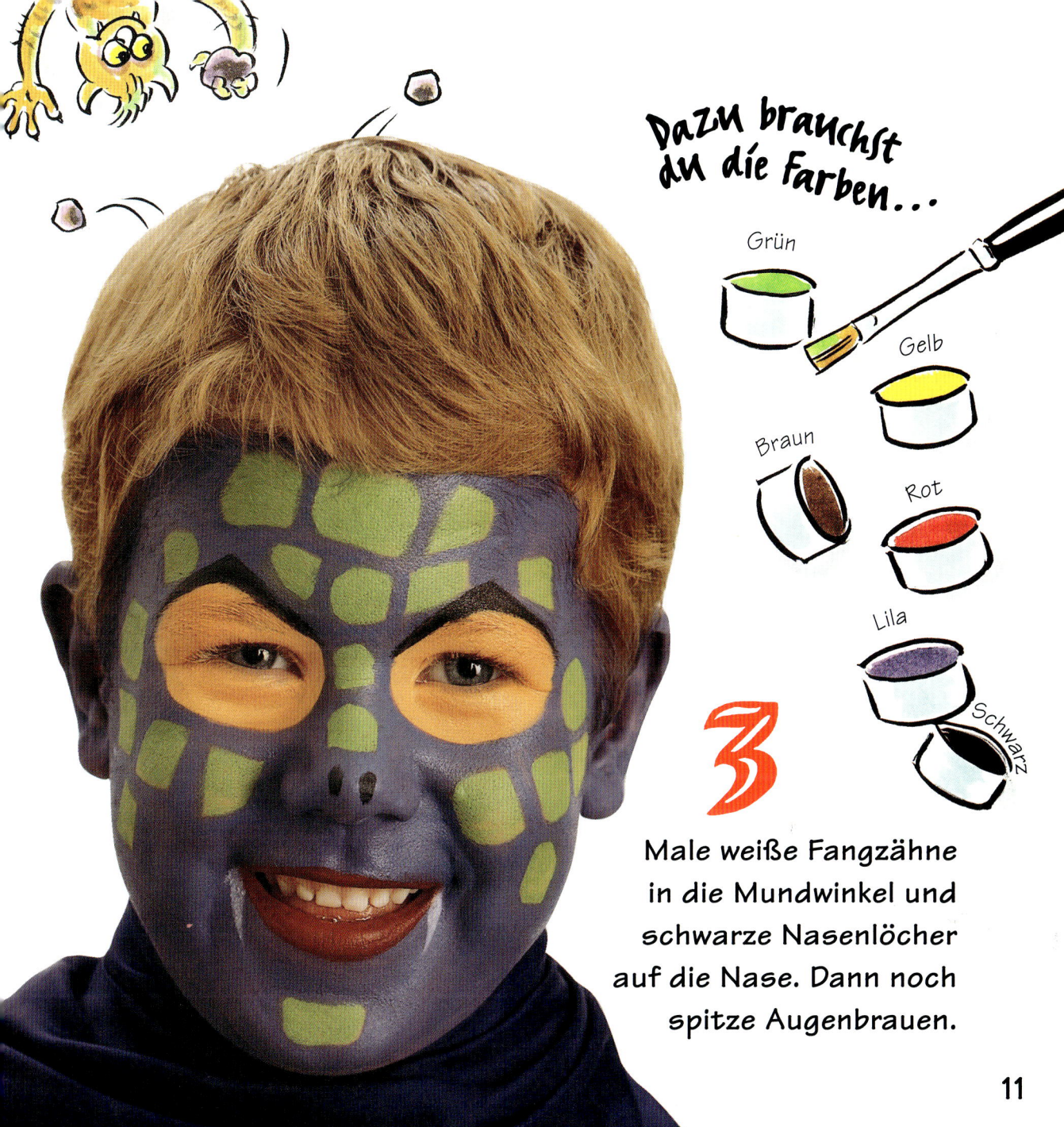

Grün

Gelb

Braun

Rot

Lila

Schwarz

3

Male weiße Fangzähne
in die Mundwinkel und
schwarze Nasenlöcher
auf die Nase. Dann noch
spitze Augenbrauen.

11

Lustiges Häschen

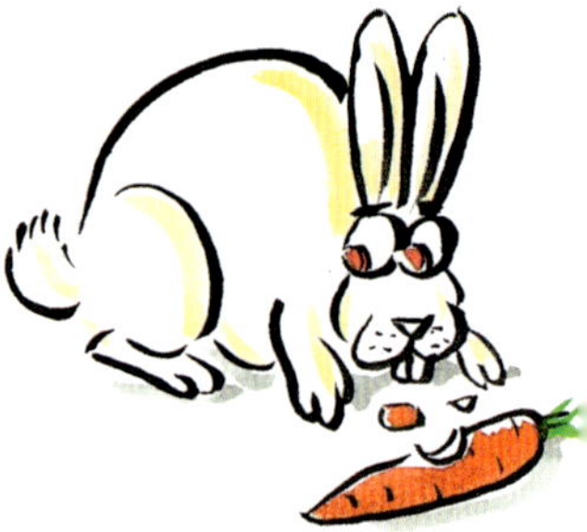

Übe zu mümmeln wie ein echtes Häschen!

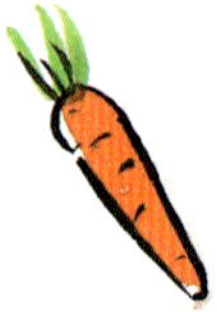

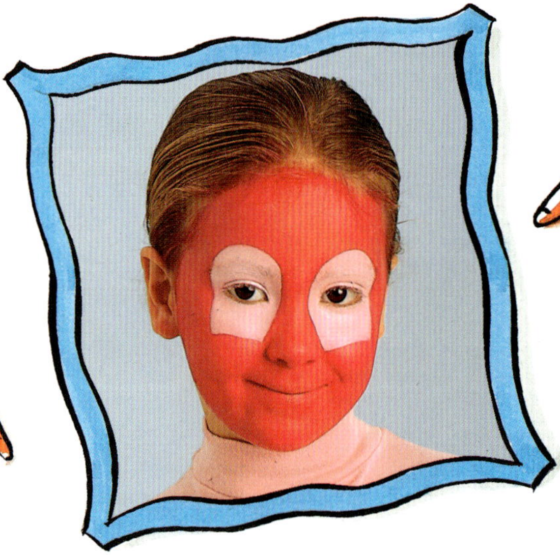

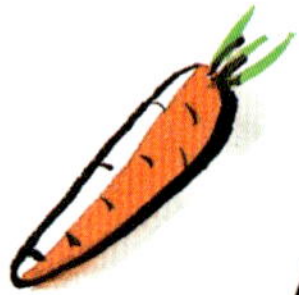

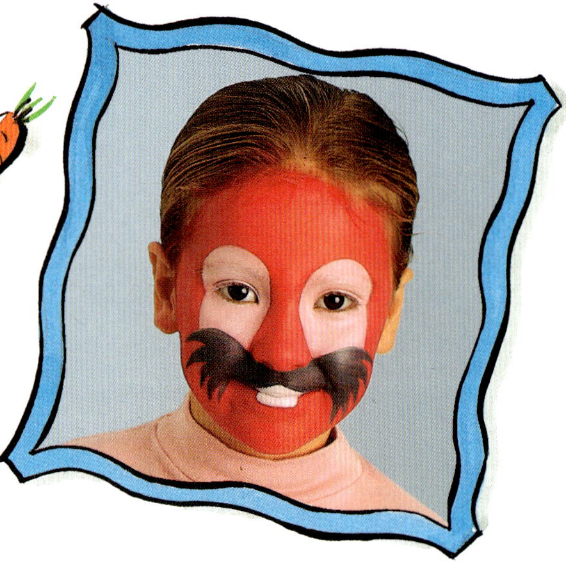

1 Färbe dir das ganze Gesicht pink. Male dir zwei rosa Augenbögen.

2 Male eine flauschige graue Schnauze und über Ober- und Unterlippe weiße Zähne. Trocknen lassen.

Dazu brauchst du die Farben...

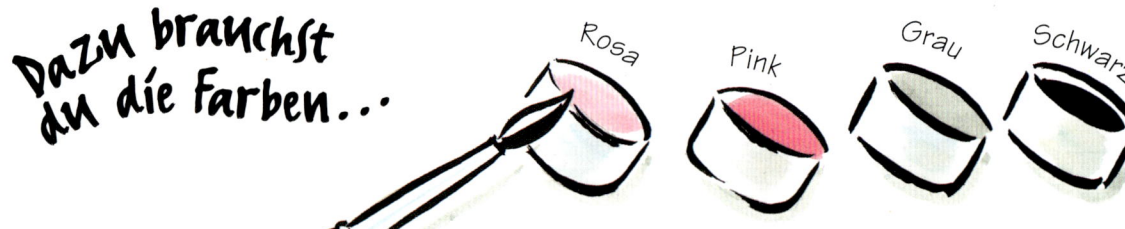

Rosa   Pink   Grau   Schwarz

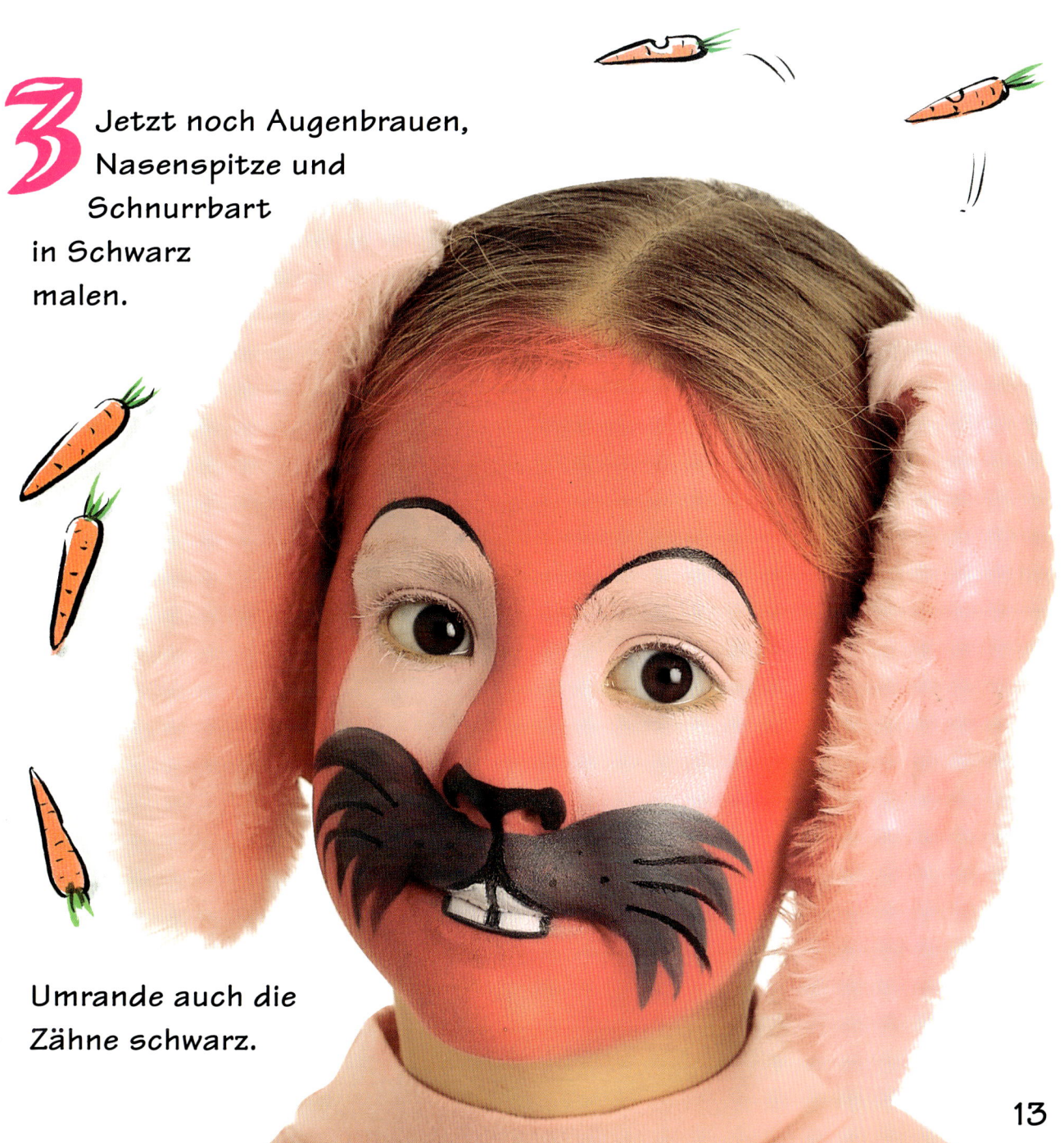

3 Jetzt noch Augenbrauen,
Nasenspitze und
Schnurrbart
in Schwarz
malen.

Umrande auch die
Zähne schwarz.

Glitzer-Roboter

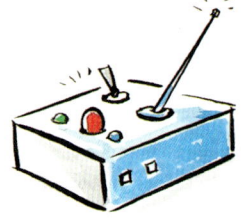

Gehe mit steifen Armen und Beinen wie ein Roboter.

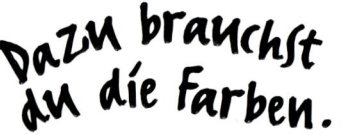

Schwarz

Rot

Silber

Dunkelgrau

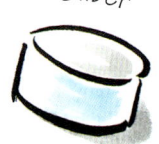
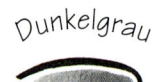
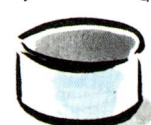

1 Färbe dein ganzes Gesicht silbern. Male dunkelgraue Platten auf Backen und Stirn und Dreiecke über die Augenbrauen.

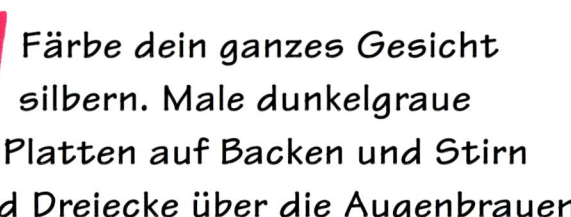

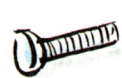

2 Färbe Lippen und Augenlider hellrot.

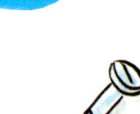

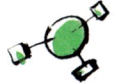

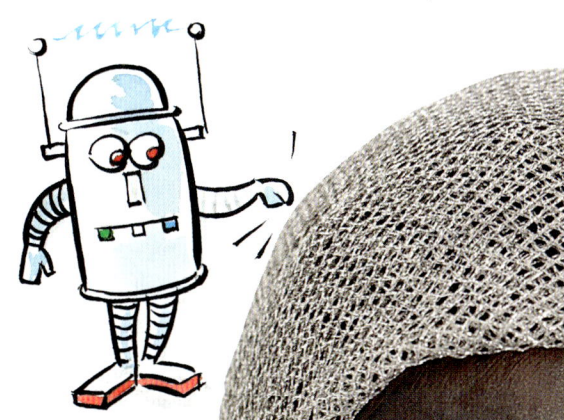

Binde dir silbernen
Stoff um den
Kopf, damit
es echt
aussieht.

3

Umrande
die Lippen
und Platten
schwarz.
Male schwarze
Schrauben mit
weißen Tupfen
auf die
Platten.

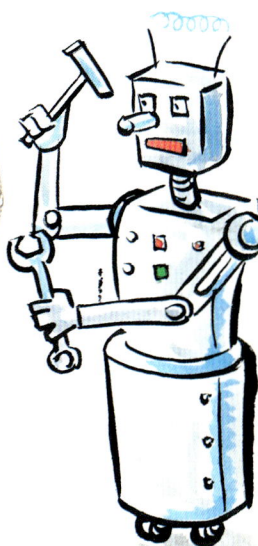

Tigerkatze

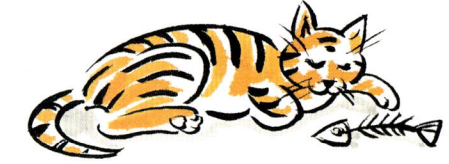

Streife mit diesem Pelzgesicht durch den Garten.

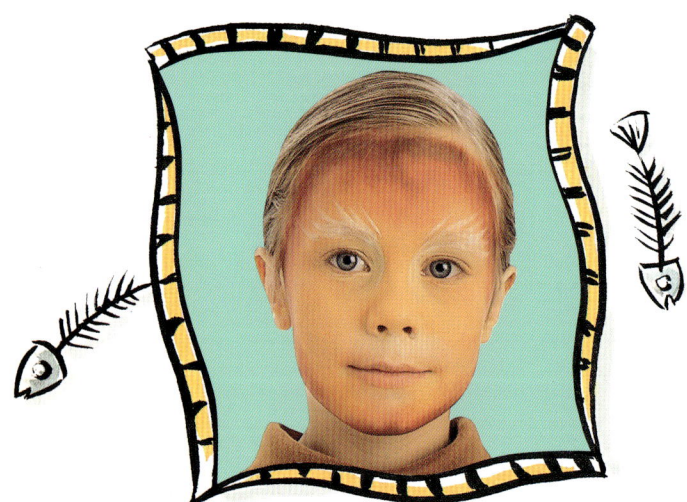

1 Färbe dir das Gesicht ganz gelb. Reibe mit dem Finger rot und braun um den Rand und weiß um den Mund. Male buschige weiße Augenbrauen.

2 Male dir rote, braune und schwarze Streifen rings um das Gesicht und lange Streifen auf die Stirn.

Dazu brauchst du die Farben...

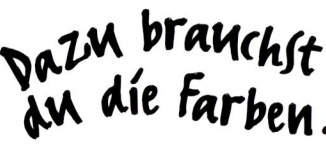

Gelb

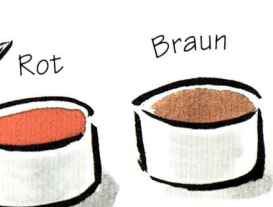

Rot

Braun

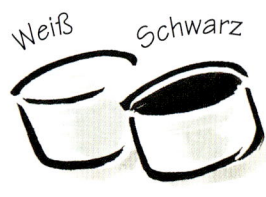

Weiß   Schwarz

3 Toupiere dein Haar zu einer wilden Mähne.

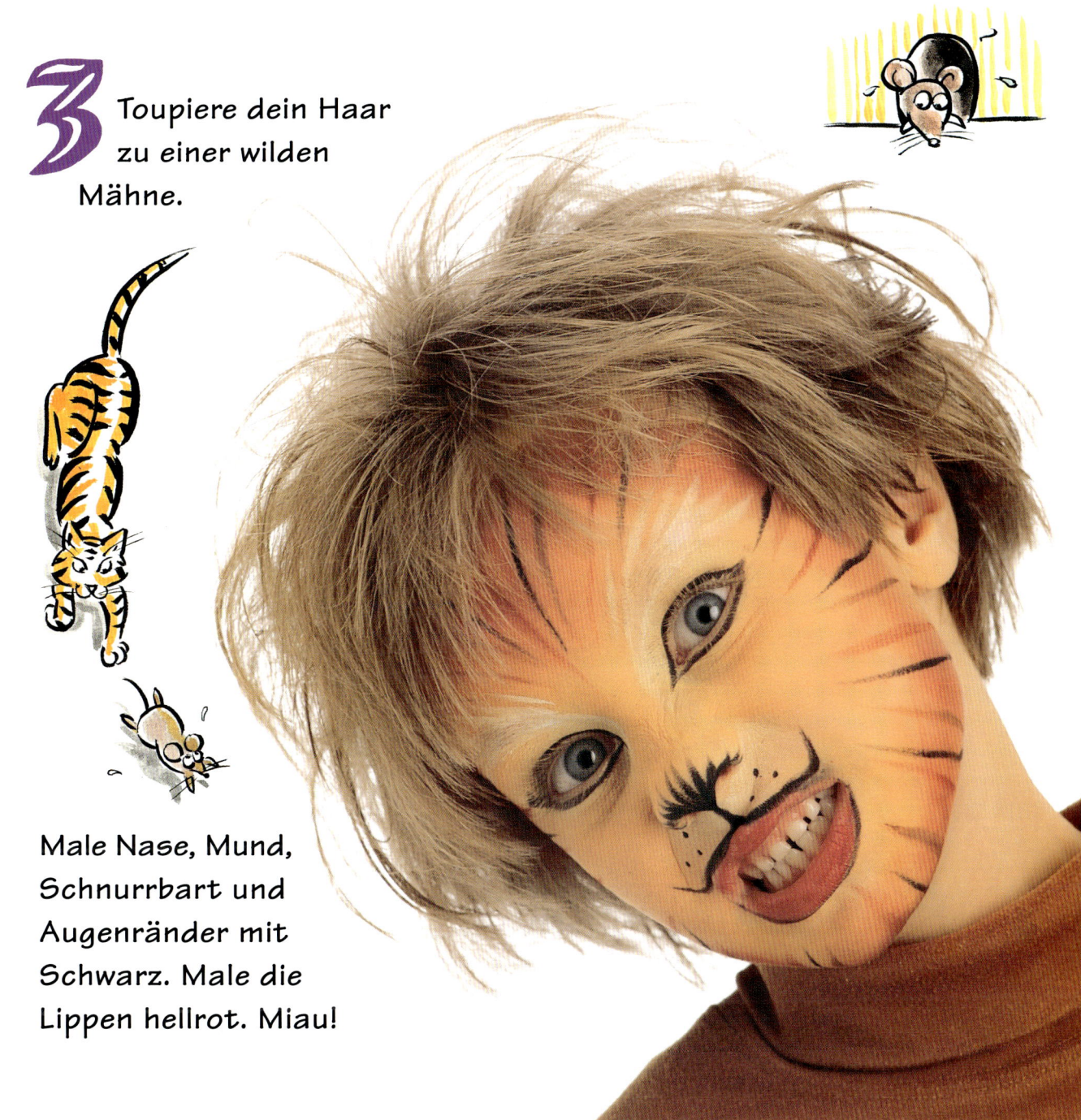

Male Nase, Mund, Schnurrbart und Augenränder mit Schwarz. Male die Lippen hellrot. Miau!

Wassernixe

Setze dir Muscheln ins Haar und singe!

1 Male eine Schicht aus grünen Wellen über das Gesicht. Laß die Augen dabei frei. Fülle den Rest mit weißer Gischt.

2 Male vorsichtig pink, lila und silbern gestreifte Muscheln über Augenlider und Augenbrauen. Verwische die Farben leicht.

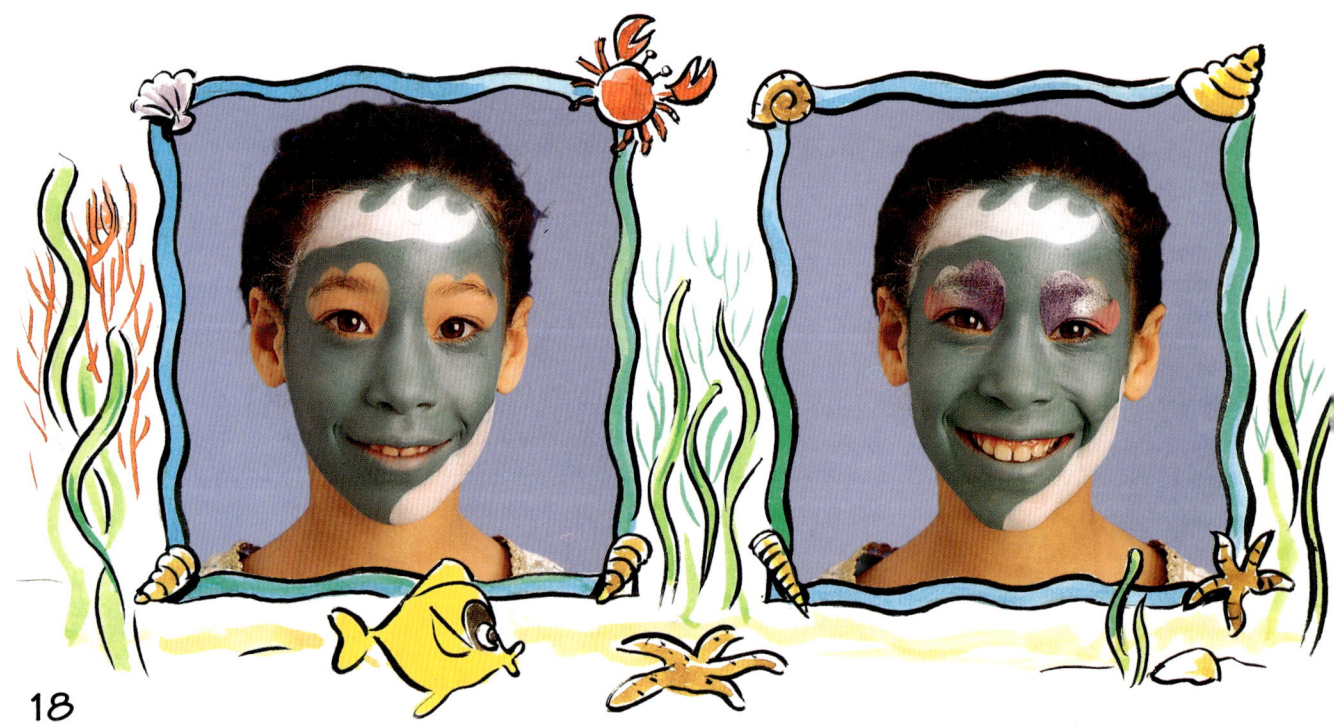

3 Setze pinkfarbene Tupfen auf die Backen. Male die Lippen lila an.

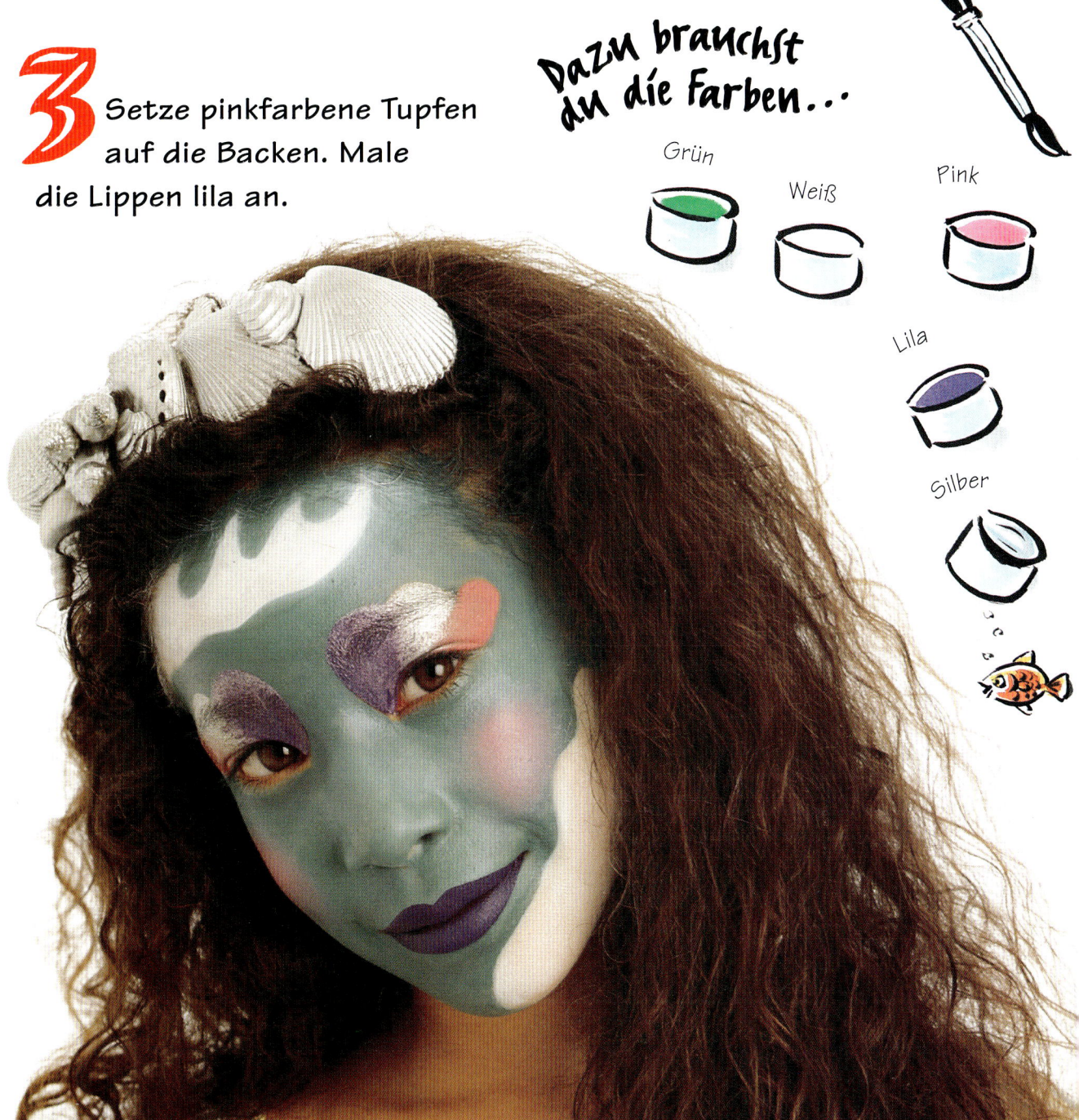

Gefleckter Hund

Wie wär's mit einem Knochen?

1 Färbe dir das Gesicht weiß. Male schwarze Flecken um die Augen. Tupfe Schwarz leicht auf Kinn, Backen und Stirn.

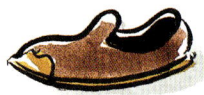

2 Mit Schwarz malst du Nasenspitze, Schnauze und ein paar Bartstoppeln.

Dazu brauchst du die Farben...

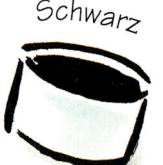
Schwarz

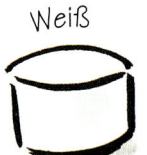
Weiß

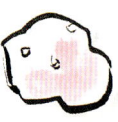
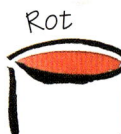
Rot

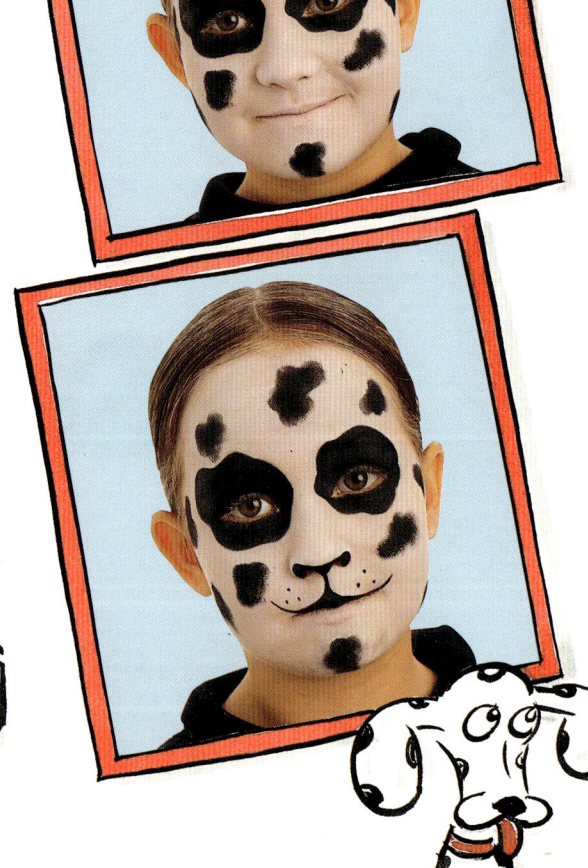

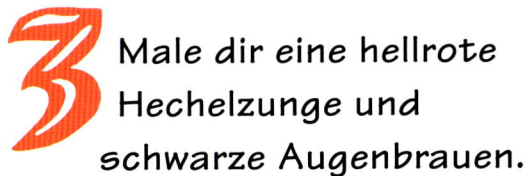

3 Male dir eine hellrote Hechelzunge und schwarze Augenbrauen.

Wenn du lange Haare hast, mache dir Zöpfe wie Schlappohren. Wuff!

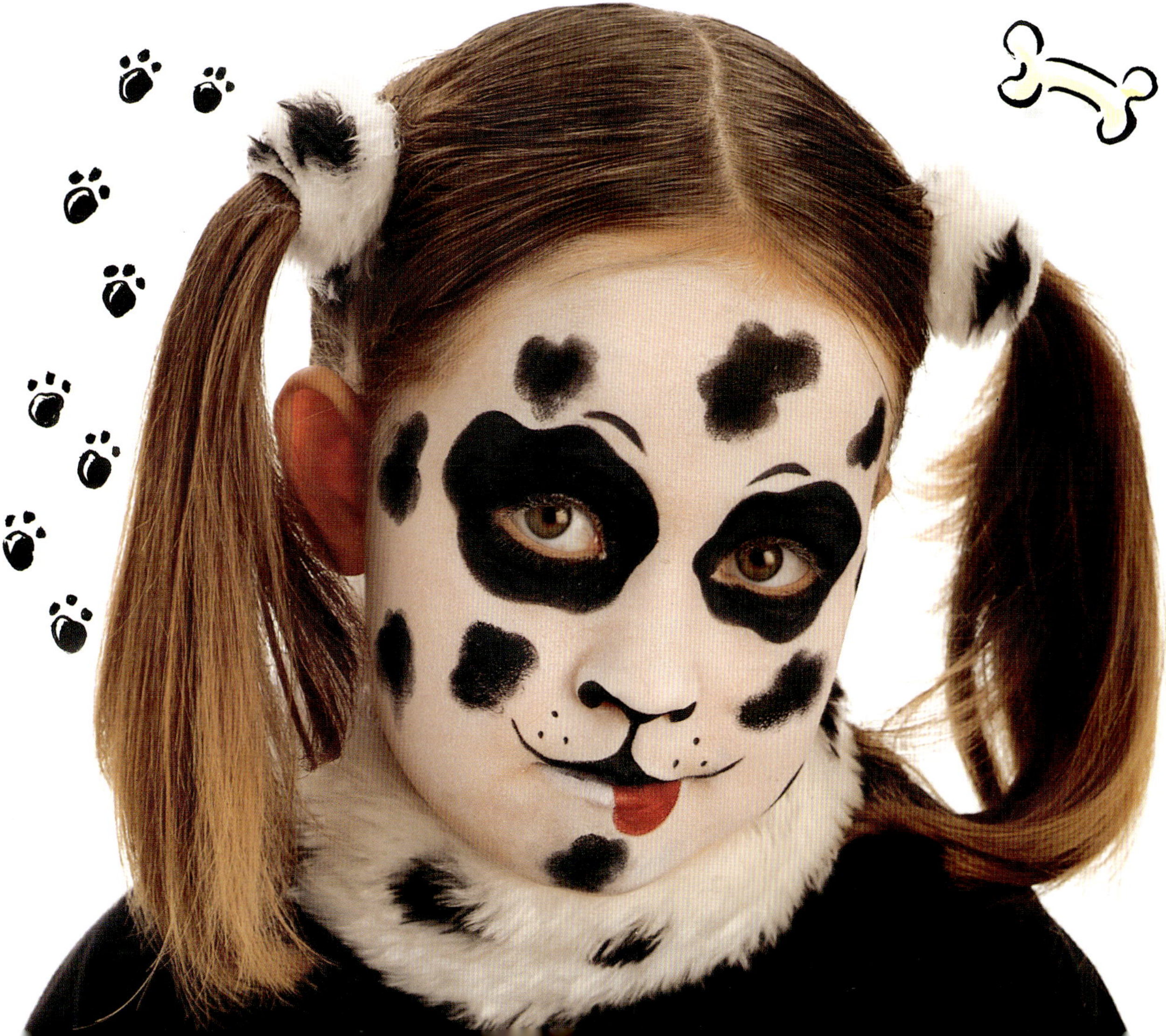

Hübscher Papagei

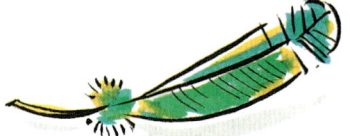

So fällst du bestimmt auf!

1 Male einen gelben Schnabel. Male geschwungene, grüne Augenbrauen und Federn auf deine Stirn und Backen.

2 Setze rote Federn dazwischen, male die Augenlider rot und ein Nasenloch auf jeden Nasenflügel.

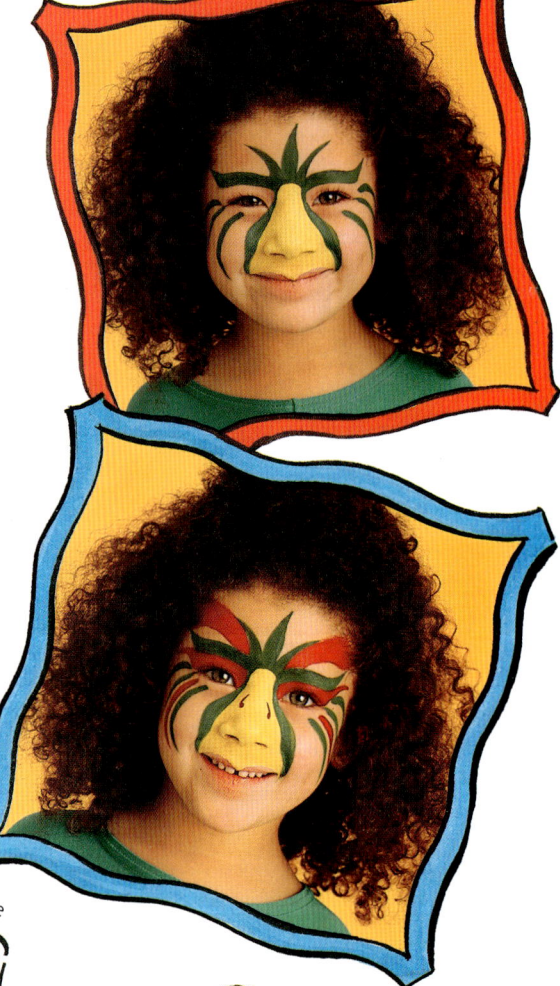

Dazu brauchst du die Farben...

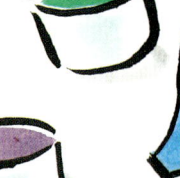
Grün

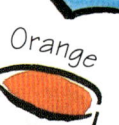
Lila

Rot

Gelb

Orange

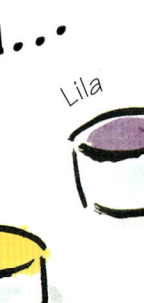

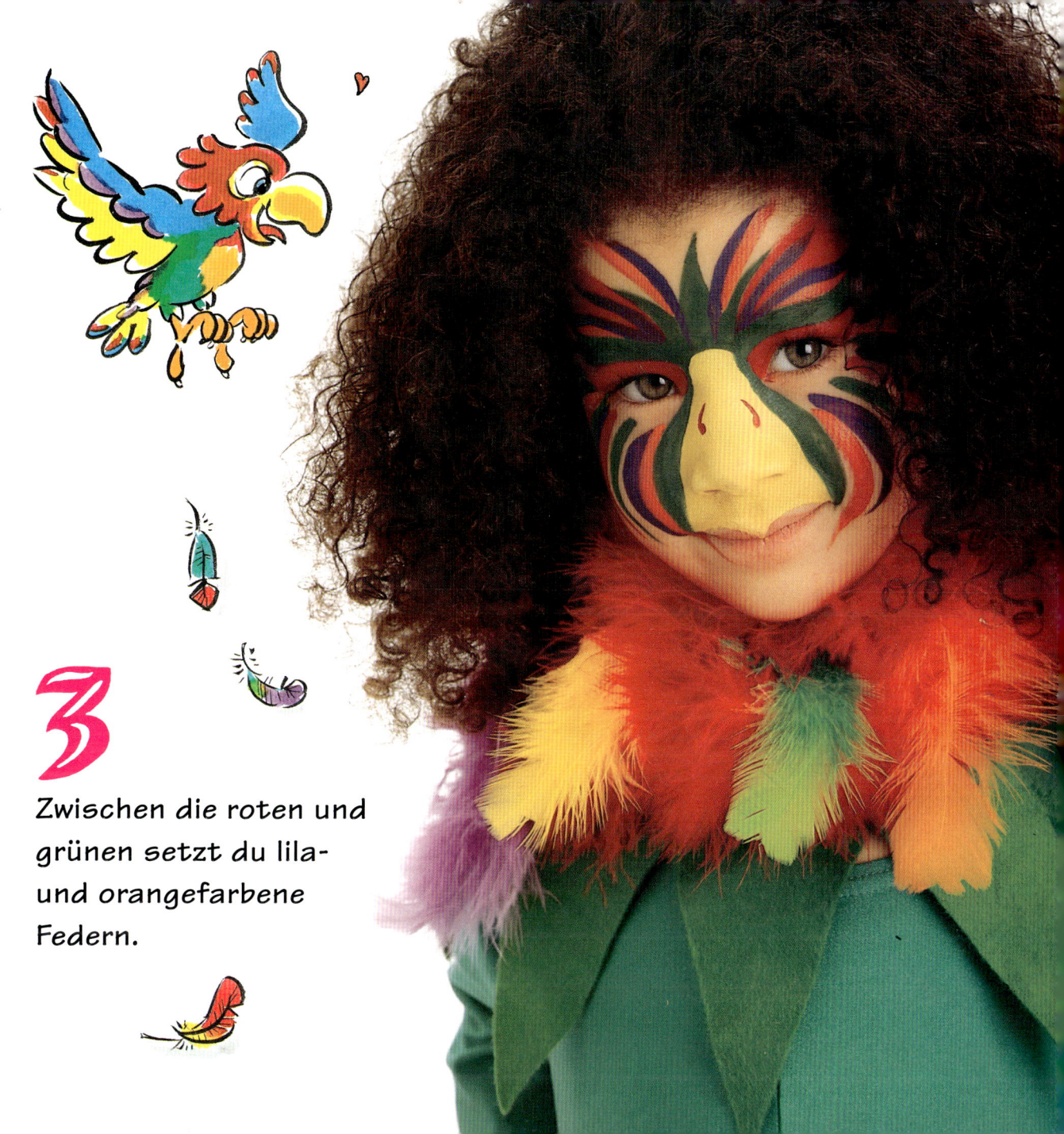

3

Zwischen die roten und
grünen setzt du lila-
und orangefarbene
Federn.

Register

© der deutschsprachigen Ausgabe 1997:
VPM Verlagsunion Pabel Moewig KG, Rastatt
© der Originalausgabe: HarperCollins Publishers Ltd., 1996
All rights reserved
Published by arrangement with HarperCollins Publishers Ltd.
The author asserts the moral right to be identified as
the author of this Work.
Titel der Originalausgabe: Face Painting
Autorin: Jacqueline Russon
Koordination und Redaktion der deutschsprachigen Ausgabe:
AMS Autoren- und Medienservice, Reute
Übersetzung: AMS / Iris Bahr
Satz: AMS / Rudolf Kempf
Printed in Hongkong
ISBN 3-8118-1356-0

Die Ratschläge in diesem Buch sind von Autoren und Verlag sorgfältig
erwogen und geprüft, dennoch kann eine Garantie nicht übernommen werden.
Eine Haftung der Autoren bzw. des Verlags
für Personen-, Sach- und Vermögensschäden ist ausgeschlossen.

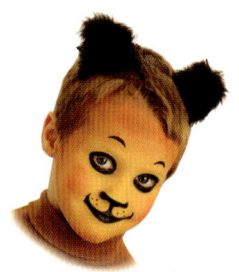

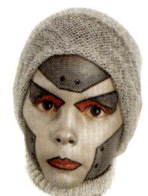